『リカバリーパスポート―双極性障害編―』
を使うために

「双極性障害」という病名に対して、
あなたはどのようなイメージを持っていますか。

この『リカバリーパスポート―双極性障害編―』は、
主治医と治療方針を決める手助けのため、
健康を保つため、
サポートしてくれる方々にあなたのことを
もっとよく知ってもらうために作られました。

双極性障害という病気と付き合うことで、
得られるものもたくさんあると思います。

『リカバリーパスポート―双極性障害編―』に
書き込んでいくことが
あなたのリカバリー（回復）への道しるべになり、
また、困った時にあなたの助けになることでしょう。

2020 年 7 月
著者一同

 書き込み式のため、ご自分で記載いただくページは、
書き込む前にコピーするか、
他のノートなどに書き写して使って

希望のページ

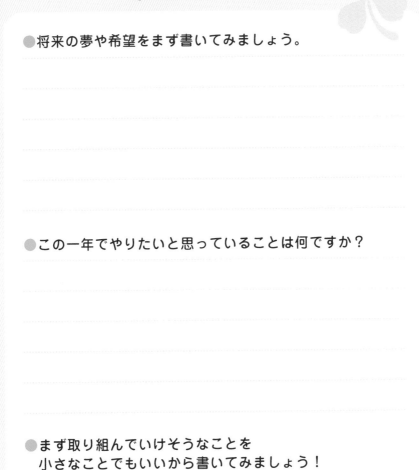

● 将来の夢や希望をまず書いてみましょう。

● この一年でやりたいと思っていることは何ですか？

● まず取り組んでいけそうなことを
　小さなことでもいいから書いてみましょう！

リカバリーストーリー
〜私の体験〜

　双極性障害は体がつらく、こころは更につらいので気は焦りますが、少しずつ回復していく。

　そう実感しています。

　私は家庭問題などを引き金に、不眠や怠（だる）さ、無気力、パニックを自覚するようになり、はじめは身体の病気と考え内科を受診しましたが、判断が鈍っていたため受診までに半年を要しました。

　その後、クリニック、大病院と転院を繰り返し、考えがまとまらず、服薬を拒否しましたが、主治医の根気強い説得で服薬するようになると、症状は改善していきました。

　よい先生による心理教育は、よい結果を生むと感じました。

　主治医と何でも相談できる関係作りは大切です。

　治療開始から１年、つらかった外出ができるようになり、支えてくれた方へのお礼代わりに、得意な音楽を活かして闘病中の方へのエールを送りたいと思い、病院で仲間とコンサートを行っています。

　今でも残る症状とうまく付き合い、音楽の勉強を再開し、指導や活動を徐々に増やしています。

　今後は更に体力を付け、小さなリサイタルを開くのが夢です。

　回復のためには何か目標を持つことは有効です。

　そして支えてくれる方たちへの感謝を忘れないことも大切だと思います。

（女性・40歳代）

つらい気持ちが強くなってきたと感じたら

　双極性障害では，状態が悪くなると自暴自棄（じぼうじき）に陥ってしまい、そのまま放置しておけば「自殺」という最悪の結果を招いてしまうこともまれではありません。

　とくに、躁病エピソードから抑うつエピソードになってきた時や、抑うつエピソードから少し気分が上向いてきた時には注意が必要です。

そんな時は…
- 主治医など医療従事者に電話し、受診する
- できるだけ誰かにそばにいてもらい、自分一人だけにならないようにする
- とんぷく薬がある場合は内服する
- 飲酒はしない
- 親や配偶者など身近な親族や信頼できる人に相談する
- 自殺防止センター、日本いのちの電話連盟などの相談電話窓口に電話をする

自殺総合対策推進センターいのち支える相談窓口一覧
http://jssc.ncnp.go.jp/soudan.php

飲酒はしない

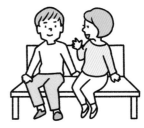

信頼できる人に相談する

消えたくなったり、死にたくなったりしてしまう思いが強くなる時、

それは病気の症状が強くなってきたということです。

適切な治療を受ければ、

そんな気持ちもかならず落ち着いてきます。

一人で抱えこみ、重大な決断をせずに、

周囲に助けを求めることがポイントです

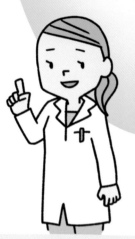

第 1 章

双極性障害のことを
よく知ろう

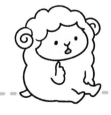

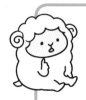

双極性障害とは
どんな病気?

躁病エピソードと抑うつエピソードといわれる
時期をくり返し、
その気分の変化は、
**本人の性格特性などで説明できる範囲を
超えています。**

*

まだ原因は解明されていませんが、
脳内のエネルギー調節機能の障害によるものではないか
と考えられています。

双極性障害は完治することは少なく、
治療では気分の変化が大きくならないようにすることを
目指します。

*

病気という悪い側面ばかりではありません。
情緒の豊かさや発想力・行動力が社会に役立ったり、
芸術的センスや表現力が認められることもあります。
また性格面では、社交的で面倒見がよい人が多い
ことでも知られています。

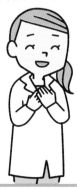

躁病エピソード

□に以下のような状態が持続することがあれば○、
今はなくても以前にあったものには△を入れてみましょう。

□ 気分が高揚し、エネルギーにあふれている

□ イライラしやすく、怒りっぽい

□ 自分が偉くなったように感じる

□ 少ししか寝なくてもよく休めたと感じる

□ 普段よりおしゃべりになり、話し続ける

□ アイデアが次々と浮かぶが、まとまらない

□ 注意が散漫でうつろいやすい

□ 活動的となり、落ち着きがない

□ 浪費や性的逸脱など、不適切な行為が目立つ

躁病エピソード
├─ 社会的・職業的機能に著しい障害がある、もしくは入院が必要な場合 → 双極Ⅰ型障害
└─ 重症でない場合 → 双極Ⅱ型障害

双極Ⅰ型障害と双極Ⅱ型障害

双極性障害の頻度は、Ⅰ型、Ⅱ型を合わせると0.7%程度（単極性うつ病は約7%）で20代前後に多く、単極性うつ病に比べて若いうちに発症すると言われています。

躁病エピソードは、軽いものでは「単に調子がよかっただけ」と思い、自分では症状に気づきにくいことも多いです。

抑うつエピソード

□ に以下のような状態が持続することがあれば〇、
今はなくても以前にあったものには△を入れてみましょう。

- □ 憂うつで落ち込んだ気分
- □ これまで楽しめたことへの興味、関心、喜びの減退
- □ 食欲の減退・増加、体重減少・増加
- □ 眠れない、あるいは寝すぎる
- □ 話や動作が鈍くなる、あるいはイライラして落ち着かない
- □ 疲れやすく、おっくうでやる気がおきない
- □ 自分に価値がないと感じ、自分を責める
- □ 思考力や集中力が減退し、決断が難しい
- □ 死にたい気持ちにおそわれる

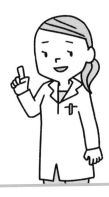

「落ち込むような出来事が
あったから」とか

「自分が弱いから」とか
思いこんでいませんか？

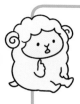

正しい診断が重要！

躁病エピソードより前に抑うつエピソードが
現れることが多い！

双極性障害の診断の遅れ

双極性障害の患者さんが単極性うつ病として抗うつ薬中心の治療を受けていると、躁病エピソードを引きおこして、気分が不安定になったり、効果が得られず抑うつエピソードが長引いたりします。

双極性障害はなかなか診断がつかず、患者さんの約3分の1は正しい診断に達するまでに10年かかっています。

単極性うつ病と比較した双極性障害の特徴

・発症する年齢が若い

・抑うつエピソードが繰り返しおきる

・出産後のうつ

・季節性のうつ（冬にうつになる）

・抑うつエピソードが抗うつ薬でなかなかよくならない

・家族・親戚に双極性障害を持つ人がいる

私の歴史

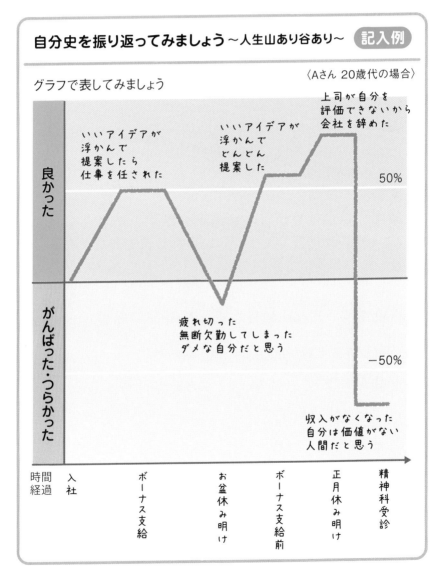

自分史を振り返ってみましょう〜人生山あり谷あり〜 記入例

グラフで表してみましょう

〈Aさん 20歳代の場合〉

良かった

いいアイデアが
浮かんで
提案したら
仕事を任された

いいアイデアが
浮かんで
どんどん
提案した

上司が自分を
評価できないから
会社を辞めた

50%

がんばった・つらかった

疲れ切った
無断欠勤してしまった
ダメな自分だと思う

−50%

収入がなくなった
自分は価値がない
人間だと思う

時間経過　入社　ボーナス支給　お盆休み明け　ボーナス支給前　正月休み明け　精神科受診

12

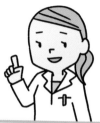

いつごろ、どのように病気との
付き合いがはじまったか振り返って
グラフに記入してみましょう

自分史を振り返ってみましょう ～人生山あり谷あり～

グラフで表してみましょう

良かった	50%
がんばった・つらかった	−50%

時間経過

通院・入院歴

＊書くスペースが足りなければコピーして記入してください

今まで通院（入院）したことのある病院（クリニック）を書きとめておきましょう。

病院（クリニック）の名前	通院入院	かかった期間			備 考
	□通院 □入院	年 月 日から 年 月 日まで			
	□通院 □入院	年 月 日から 年 月 日まで			
	□通院 □入院	年 月 日から 年 月 日まで			
	□通院 □入院	年 月 日から 年 月 日まで			
	□通院 □入院	年 月 日から 年 月 日まで			
	□通院 □入院	年 月 日から 年 月 日まで			

他に治療中の疾患（しっかん）があれば、記録しておきましょう。

疾患名	発症時期	現在の状況
		経過観察・治療中・治癒（ちゆ）
		経過観察・治療中・治癒（ちゆ）
		経過観察・治療中・治癒（ちゆ）
		経過観察・治療中・治癒（ちゆ）
		経過観察・治療中・治癒（ちゆ）

心理検査の記録

*書くスペースが足りなければコピーして記入してください

心理検査でこころのすべてがわかるわけではなく、
検査の結果だけで精神疾患と決めつけることはありません。

・治療をより効果的に進め、適切な支援を共に考えるためのツールです。
・心理検査の内容は、主治医の指示によって決まります。
・複数の心理検査を組み合わせることもあり、複数日にわたって心理検査を実施する場合もあります。
・期間をあけて再度同じ心理検査を実施して、経過をみていくこともあります。
・自分の得意・不得意な部分、性格傾向、考え方のクセ・特徴を知ることができ、今後の生活や治療の参考になります。

心理検査受検歴　あなたがこれまで受けた心理検査について書きとめましょう。

心理検査名・検査内容	受検日			実施施設・担当心理士
□WAIS（ウェイス）・知的機能・発達	年	月	日	
□MMPI（エムエムピーアイ）・性格特徴	年	月	日	
□SCT（エスシーティー）・性格特徴	年	月	日	
□バウムテスト・性格特徴	年	月	日	
□ロールシャッハ・テスト・性格特徴	年	月	日	
□BDI（ビーディーアイ）・気分	年	月	日	
□MDQ（エムディーキュー）・気分	年	月	日	
□WMS（メモリースケール）・記憶・認知機能	年	月	日	
□	年	月	日	
□	年	月	日	

双極性障害の 治療法

双極性障害では、まず薬物療法を続けることが大切です。
薬物療法によって症状を減らすことができます。
双極性障害には次のような治療が行われます。

薬物療法

（⇒P17〜P25も参考にしてください）

脳の神経の働きを整えます。

精神療法・認知行動療法

（⇒P26〜P28も参考にしてください）

症状の把握や症状への対処法の指導をします。

リハビリテーション

（⇒P29〜P30も参考にしてください）

生活リズムを整えたり対人スキルの練習をします。

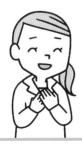

**症状を悪化させないように
治療を続けることが
大切です**

薬物療法について知ろう

どうして薬は必要なのでしょうか？

睡眠不足、気疲れ、身体の疲れなどのストレスが蓄積された時

もしも薬を飲み続けていないと、
症状の悪化や再発（洪水）を
招きます。

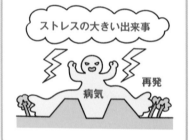

薬を飲み続けていれば、
よい状態を維持し再発（洪水）を
予防してくれます。

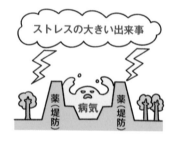

あなたに合った、長く飲み続けることができる薬を
話し合いながら一緒に見つけていきましょう。
症状が減ったり、なくなった後も飲み続けることが大切です。

薬を長く飲んでも大丈夫なの？

薬は定期的に検査を受けるなど、適切な使用をすれば、長期的に
服用しても問題ありません。
ただし、妊娠を希望される方は主治医とよく相談してください。

薬を飲み続ける意味は…

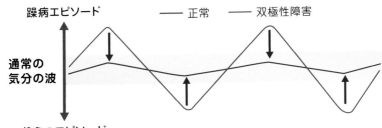

誰にでも気分の波はありますが、双極性障害になると躁病エピソードや抑うつエピソードといった大きな波が現れます。薬物治療ではこの気分の波を通常の範囲に抑えます。これを寛解といいます。

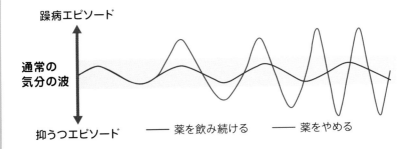

いつまで薬を飲み続けるの？

薬には再発を予防する効果があります。

双極性障害は再発を繰り返すと、寛解から躁病エピソードや抑うつエピソードになるまでの期間が短く、少ないストレスでも再発しやすくなります。

双極性障害は非常に再発しやすい疾患です。

寛解してからも数カ月は服薬継続が必要です。

複数回再発している場合は寛解してからも長期間服薬継続が必要となります。

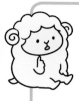

治療に使用される薬

気分安定薬

双極性障害の主な治療薬です。
気分の大きすぎる波を小さくすることにより、気分の高揚やイライラ感を抑えたり、気分の落ち込みを抑える作用があります。
症状が改善した後も、継続することにより再発を予防する作用があります。

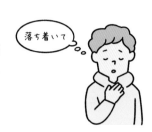

落ち着いて

抗精神病薬

元は統合失調症の薬ですが、非定型抗精神病薬に気分安定薬と同様の作用があることがわかり、双極性障害の主な治療薬として使われています。

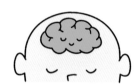

抗うつ薬

双極性障害の抑うつエピソードを改善するため、気分安定薬と併用で使われることがあります。
躁病エピソードを悪化させる可能性があるため、双極性障害には単独では使用されません。

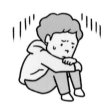

＊薬剤師の説明を聞き、薬の説明書や「お薬手帳」をよく読みましょう。

気分安定薬

一般名 (主な商品名)	期待される主な効果			それぞれの特徴
	躁病エピソード	抑うつエピソード	再発予防	
炭酸リチウム (リーマス)	○	○	○	効果発現が遅く、2週間以上かかります。 注意すべき点として、服用時に手の震え、吐き気といった症状が出た場合や、尿の量が急に増えたり、出なくなったりした場合は腎機能障害の可能性があるためすぐに受診してください。 解熱鎮痛薬を併用すると中毒症状をおこすことがあり、市販薬との併用には注意が必要です。
バルプロ酸 ナトリウム (デパケン・ セレニカ)	○		○	服用開始の初期に一時的に吐き気が出現することがあります。 その他に眠気を生じることが多く、また肝機能障害や白血球・血小板減少を生じることがあります。
カルバマゼピン (テグレトール)	○			服用開始の初期に一時的に吐き気が出現したり、眠気やめまいを生じることがあります。 物が二重に見えたり、見えにくくなるような症状が出た場合や、重症の薬疹をまれにおこすことがあり、開始1、2カ月以内に発疹が出現した場合はすぐに受診が必要です。 肝機能障害や白血球・血小板減少を生じることもあります。

ラモトリギン （ラミクタール）		○	○	服用開始の初期に重症の薬疹をおこすことがあり、開始8週以内に発疹が出現した場合はすぐに受診が必要です。 とくに急な増量を行ったり、バルプロ酸と併用すると薬疹のリスクが増します。 ゆっくりと増量すると薬疹のリスクが減らせるので増量には時間がかかります。

（日本うつ病学会　気分障害の治療ガイドライン作成委員会；日本うつ病学会治療ガイドラインI. 双極性障害 2017,2017. より引用）

気分安定薬内服にあたって注意すること

- 飲み合わせに気をつける必要があるので、他科受診時には「お薬手帳」を常に携帯しましょう。
- とくに夏場は脱水でリチウムの血中濃度が上がり、中毒症状がおこることがありますので、脱水にならないように注意しましょう。
- 時々は、適正な血中濃度が保たれているか、主治医に採血でチェックしてもらいましょう。
- 妊娠・出産を希望される方は、自己中断せず、主治医とよく相談しましょう。

不安な点があったら、
主治医や薬剤師に
相談しましょう。

抗精神病薬（非定型抗精神病薬）

分類	一般名	期待される主な効果			それぞれの特徴					
		躁病エピソード	抑うつエピソード	再発予防	錐体外路症状①	高プロラクチン血症②	体重増加	のどのかわき・便秘	たちくらみ	眠気・だるさ
MARTA	オランザピン（ジプレキサ）	○	○	○			★★★★★★	★		★
MARTA	クエチアピン（ビプレッソ・セロクエル）	○	○	○			★★		★	★★
MARTA	アセナピン（シクレスト）	○			★	★	★		★	★
DSS	アリピプラゾール（エビリファイ）	○		○	☆					
SDA	リスペリドン（リスパダール）	○			★	★★★★	★★★		★	★
SDA	パリペリドン（インヴェガ）	○		○	★	★★★★★★	★★★★			★

★が多いと比較的おこりやすいと言われています（☆は主にアカシジア）
①錐体外路症状 ②高プロラクチン血症は、次ページの副作用チェックリストを参照
（浦部晶夫,島田和幸,川合眞一編；今日の治療薬2019,P.840,南山堂,東京,2019.
日本うつ病学会　気分障害の治療ガイドライン作成委員会；日本うつ病学会治療ガイドライン　I. 双極性障害
2017,2017.を引用改変）

● 抗精神病薬の副作用チェックリスト

あなたがいま飲んでいる薬で気になっていることをチェックしてみましょう。

副作用		ない	がまんできる	がまんできない
錐体外路症状	足がむずむずする・落ち着かない	☐	☐	☐
	手や足がふるえる	☐	☐	☐
	筋肉がつっぱったり、こわばる	☐	☐	☐
	眼球が上に引っぱられる・舌がつき出る	☐	☐	☐
	よだれがたれる	☐	☐	☐
	歩くのが遅い・歩幅が小さい	☐	☐	☐
	動作が鈍い	☐	☐	☐
	口や手足が勝手に動く	☐	☐	☐
	舌が回らず話しにくい	☐	☐	☐
	食べ物が飲み込みにくい	☐	☐	☐
昼間の眠気・ぼーっとする		☐	☐	☐
朝、おきづらい		☐	☐	☐
眠れない（不眠）		☐	☐	☐
食欲が増した		☐	☐	☐
体重が増えた		☐	☐	☐
高プロラクチン血症	乳汁が出る	☐	☐	☐
	月経が不順になった	☐	☐	☐
	性欲がわかない	☐	☐	☐
のどがかわく		☐	☐	☐
たちくらみがする		☐	☐	☐
その他		☐	☐	☐

●いままで飲んでいた薬の記録

試したけれど今は飲んでいない薬について記録しておきましょう。

薬剤名	最大使用量	使用期間		飲み心地
		年　月　日から	年　月　日まで	□ 効果はあった □ 効果はなかった □ 症状が悪くなった □ 副作用が出た
		年　月　日から	年　月　日まで	□ 効果はあった □ 効果はなかった □ 症状が悪くなった □ 副作用が出た
		年　月　日から	年　月　日まで	□ 効果はあった □ 効果はなかった □ 症状が悪くなった □ 副作用が出た
		年　月　日から	年　月　日まで	□ 効果はあった □ 効果はなかった □ 症状が悪くなった □ 副作用が出た
		年　月　日から	年　月　日まで	□ 効果はあった □ 効果はなかった □ 症状が悪くなった □ 副作用が出た
		年　月　日から	年　月　日まで	□ 効果はあった □ 効果はなかった □ 症状が悪くなった □ 副作用が出た
		年　月　日から	年　月　日まで	□ 効果はあった □ 効果はなかった □ 症状が悪くなった □ 副作用が出た
		年　月　日から	年　月　日まで	□ 効果はあった □ 効果はなかった □ 症状が悪くなった □ 副作用が出た
		年　月　日から	年　月　日まで	□ 効果はあった □ 効果はなかった □ 症状が悪くなった □ 副作用が出た

薬剤名	最大使用量	使用期間		飲み心地
		年　　月　　日から 年　　月　　日まで		☐ 効果はあった ☐ 効果はなかった ☐ 症状が悪くなった ☐ 副作用が出た
		年　　月　　日から 年　　月　　日まで		☐ 効果はあった ☐ 効果はなかった ☐ 症状が悪くなった ☐ 副作用が出た
		年　　月　　日から 年　　月　　日まで		☐ 効果はあった ☐ 効果はなかった ☐ 症状が悪くなった ☐ 副作用が出た
		年　　月　　日から 年　　月　　日まで		☐ 効果はあった ☐ 効果はなかった ☐ 症状が悪くなった ☐ 副作用が出た
		年　　月　　日から 年　　月　　日まで		☐ 効果はあった ☐ 効果はなかった ☐ 症状が悪くなった ☐ 副作用が出た
		年　　月　　日から 年　　月　　日まで		☐ 効果はあった ☐ 効果はなかった ☐ 症状が悪くなった ☐ 副作用が出た
		年　　月　　日から 年　　月　　日まで		☐ 効果はあった ☐ 効果はなかった ☐ 症状が悪くなった ☐ 副作用が出た
		年　　月　　日から 年　　月　　日まで		☐ 効果はあった ☐ 効果はなかった ☐ 症状が悪くなった ☐ 副作用が出た
		年　　月　　日から 年　　月　　日まで		☐ 効果はあった ☐ 効果はなかった ☐ 症状が悪くなった ☐ 副作用が出た

精神療法・認知行動療法について知ろう

薬物療法以外の方法だけで気分の波を抑えることはとても難しいですが、心理面でのサポートは双極性障害という病気と向き合っていく上で大いに役立ちます。

精神療法

症状を話し合いながら、疾患について学習し、疾患に対する理解を深める方法です。
苦手なストレスを知り、対処するための問題解決のスキル（技能）を学びます

➡ 睡眠不足は症状を悪化させやすいので、眠れない時はとんぷく薬を内服して寝るなど

認知行動療法（CBT）

認知行動療法（CBT）では、出来事・状況を考え、感情、行動、身体の4つに分けて考えます。否定的なとらえ方や行動になるきっかけに気づき、気分や行動の安定をめざす治療法です。
考え方のクセや行動パターンを検討して、つらい感情や身体感覚などに対処するための方法を考えます。

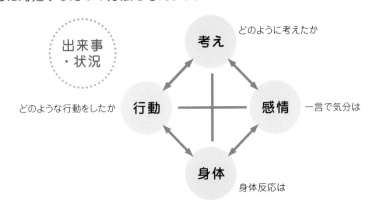

病状悪化の注意サインへの対処

気分について正常・抑うつエピソード・躁病エピソードとに分けて活動をモニタリングし、あらかじめ対処法を作成しておきます。
自分で感じている症状に加えて、他の人から指摘された症状も書いておくとよいでしょう。
➡ 他の人に喋りすぎと指摘されたら躁病エピソードの注意サイン、ゆっくりと行動するようにこころがける、など

日常生活のモニタリング

繰り返しの生活パターンで過ごしたほうが病状の安定につながりやすいため、週間活動記録表などで日常生活のモニタリングのスキル（行い方）を身につけます。

不適応な思考への対処

上昇志向や自責的な思考などで苦しんでいる場合、こだわりや思いこみが現実に即した考えであるかを検討し、適応的な思考を導くためのスキル（方法）を学びます。

スキルの定着と再発予防

日常生活の記録や実践を通し、毎日練習して、これまで学んだスキルの定着を図り、病状の悪化を防ぎます。
➡ 気分が正常な時こそスキルが定着するチャンスです

認知行動療法は
治療者との協同作業です

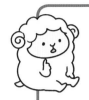

病気になると陥りやすい考え方のクセやこだわりの特徴

躁病エピソード

・睡眠時間が短くても身体は動きやすいし、よい考えがたくさん浮かぶ
・がんばれば、もっと成功できる
・なんでもできる
・自分はトップクラスの人間である
・いつも以上に自信を持ってしっかり話せる
・周囲の人がおろかに見える
・本来の自分に戻れた
・薬を飲まなくても大丈夫

抑うつエピソード

・ずっと憂うつで頭がぼんやりしていて何も考えられない
・何をしても失敗ばかりするから自信が持てない
・やる気が出ない
・人と会いたくない
・エネルギーが枯渇（こかつ）している
・自分の存在自体が悪い
・死にたい
・何をしても楽しくならない

躁病エピソードと抑うつエピソードの時期によって、同じ人でも考え方のクセやこだわりが大きく変わってしまうことがあります。
まず自分なりの考え方のクセやこだわりをエピソードごとに知り、今の状態に早めに気づくことをめざしましょう。

認知行動療法に興味を持ったら…

まずは主治医に相談してみましょう。
自分の症状や現在の気分の状態が認知行動療法の適応かどうかを知る必要があります。自分自身で少し試してみたい場合には、以下のような web サイトやたくさんの出版物がありますので、自分に合ったものを見つけるとよいでしょう。

●認知行動療法活用サイト「こころのスキルアップ・トレーニング」（一部有料）
http://www.cbtjp.net/
●『こころが晴れるノート　うつと不安の認知療法自習帳』（大野裕著　創元社）
●『うつと不安の認知療法練習帳』（D・グリーンバーガー著、C・A・パデスキー著　大野裕監訳、岩坂彰訳　創元社）
●『マイナス思考と上手につきあう　認知療法トレーニング・ブック　心の柔軟体操でつらい気持ちと折り合う力をつける』（竹田伸也著　遠見書房）
●認知行動療法ではありませんが、『対人関係療法でなおす　双極性障害』（水島広子著　創元社）なども実生活で応用できると考えられます。

リハビリテーションについて知ろう

認知機能障害の治療

気分は回復しているのに、職場復帰しても仕事が思うようにはかどらない。それは認知機能障害のせいかもしれません。

認知機能障害とは?

・記　憶：「忘れっぽい」
・注　意：「集中しづらい」「一度に複数のことができない」
・問題解決：「優先順位がつけられない」「柔軟な対応が苦手」

仕事に影響します！

認知機能障害は、気分症状が回復しても持続します

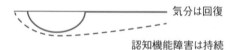

気分は回復

認知機能障害は持続

認知機能障害をよくするにはどうしたらいいの?

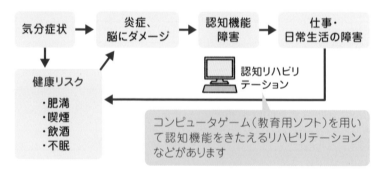

コンピュータゲーム（教育用ソフト）を用いて認知機能をきたえるリハビリテーションなどがあります

職場復帰リワーク支援

　症状は回復したけれど、まだ職場復帰に自信がない、そんな人のために、医療機関や精神保健福祉センター、障害者職業センターなどで復職に向けてのリハビリプログラムが提供されています。

　このようなプログラムを利用することにより、よりスムーズに職場復帰できることが期待されています。

　利用に関しては、主治医や産業保健スタッフに相談しましょう。

　プログラム開始まで待機する必要があったり、プログラム終了まで時間がかかることがあるため、早めに情報収集しておきましょう。

　また、復職で求められるレベルを事業主に確認し、リワークプログラムのコーディネーターと主治医、産業保健スタッフと相談しながら進めていきましょう。

　なお、実際に職場復帰するには、少なくとも、出勤可能な時間に起床できていること、日中活動できていること、通勤が問題なく行えることなどが望まれます。

リワークプログラムの一例

	火曜	水曜	金曜
9:30−9:45	①症状評価(うつ・不安)、日報②朝礼(体調や今日の予定の報告)		
9:45−11:15	園芸	ストレッチ	課題研究
	オフィスワーク	オフィスワーク	
11:15−11:30	移動		
11:30−12:30	昼食・休憩		
12:30−13:15	有酸素運動		
13:15−13:30	移動		
13:30−15:00	集団認知行動療法	書道	アサーション
		ダイアログ	
15:00−15:15	帰りのミーティング(連絡事項)		

*国立精神・神経医療研究センター病院　復職支援室

生活のひと工夫について 知ろう

　薬を飲む、精神療法を受けるなど、治療そのものも大切ですが、生活リズムや食事、運動なども同じくらい大切です。ここでは、食事、睡眠、リラクゼーションなど、生活に役立てて頂きたいポイントについてお伝えします。

　眠れない方は睡眠薬が処方されていると思いますが、寝る時間がバラバラだったり、昼夜逆転だったりすると、生活リズムが乱れてしまい、薬の効果が十分出ないことが心配されます。一度生活リズムが乱れると、立て直すのが大変ですので、なるべく決まった時間に寝るようにしましょう。身体をリラックスさせることも、気分転換やよりよい睡眠に繋がるので大切です。

　食事については、薬の中には食欲が増してしまう副作用が出るものもありますので、知らず知らずのうちに体重が増えてしまったり、脂質異常症になったり、血糖値が上がることがあります。食欲が抑えられず辛い時は主治医に相談しましょう。自分でコントロールできるなら、野菜を中心にした食事内容にしたり、ゆっくり噛んで食事したりすると、体重が維持しやすくなります。

　次のページからのポイントを参考に、今日からできそうなものはトライしてみましょう。

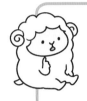

栄養〈食事〉について

双極性障害になると、糖尿病、心筋梗塞、メタボリック症候群などの生活習慣病をおこしやすいことが知られています。
長期的に不規則な生活習慣を続けることにより、食事・運動・睡眠などが影響を受け、生活習慣病をおこしやすくなるようです。
飲酒や喫煙もできるだけ控えましょう。
抗精神病薬の副作用などによって生活習慣病をおこしやすくなるとも言われています。

栄養のバランス

食事で大切なのは、すべての栄養素をバランスよく、3食とることです。
自分の生活習慣を見直して、気分に左右されずに日々の生活リズムを整えていきましょう。
主食・主菜・副菜の一汁三菜が基本になります。

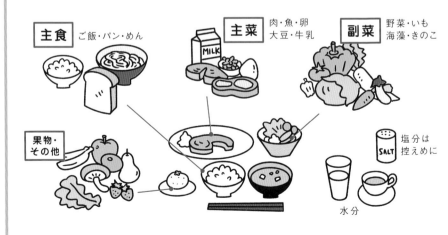

主食 ご飯・パン・めん

主菜 肉・魚・卵 大豆・牛乳

副菜 野菜・いも 海藻・きのこ

果物・その他

塩分は控えめに

水分

食事の用意が面倒な時

取り組みやすい方法として…

コンビニやスーパーで売っているカット野菜のサラダ、DHA（ドコサヘキサエン酸）・EPA（エイコサペンタエン酸）入り魚介類の缶詰の利用や真空冷蔵で売っている焼き魚…などの利用をおすすめしています。
宅配やチルドのお弁当を提案することもあります。

DHA、EPA は不飽和脂肪酸といわれ、魚に多く含まれます。
双極性障害に対する治療効果が示されています。

成人の1日あたりの摂取目安にあたる1,800キロカロリーを3回に分けて食べると、1食あたり600キロカロリーになります。

参考 これだけで1食分のカロリーがとれます

- **おにぎり2個**
  約180キロカロリー×2 　　　　約360キロカロリー
- **さばのみそ煮（真空冷蔵パック）** 約250キロカロリー
- **野菜サラダ** 　　　　　　　　 約20キロカロリー

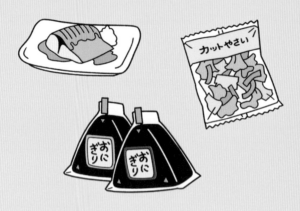

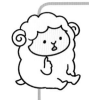

睡眠について

睡眠は、記憶の整理、疲労回復などに非常に大切です。
生活リズムを整えることは生活の充実につながります。
しかし双極性障害では、寝付きが悪い、夜中におきてしまう、
ぐっすり眠れないなどの症状で困っている人がたくさんいます。
睡眠は双極性障害の症状とも深く関係しており、昼夜逆転やまっ
たく眠れなくてもよいと思う時は、病状悪化のサインかもしれま
せん。

「日中に眠気がある」
「熟眠感がない」が不眠のサイン

睡眠について主治医に相談していますか?

・睡眠薬を増やせばよいというものではありません。

・双極性障害の症状がよくなることで睡眠も改善します。

・セルフモニタリングシートなどを活用して睡眠状況を記録し、
　夜眠れなかったらどうするか、主治医とよく相談しましょう。

・他にも睡眠をじゃまするこんな習慣はありませんか?
　当てはまる人は控えましょう!

　　□ 寝酒・タバコ・カフェイン　　□ 1時間以上の昼寝
　　□ 寝る前の PC・スマホ・TV

まずは双極性障害の症状改善が重要です。
不眠については主治医とよく相談を!

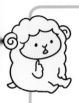

運動について

「身体を動かすと気持ちがスッキリする」など、運動して気分が晴れたことはないでしょうか?
最近の研究でも、気分障害に対する運動の効果が少しずつ証明されてきています。

効果	● 脳の血流がよくなる	● 気分転換（発散）
	● 眠りを深くする	● 脳の動きを活性化する
	● 生活リズムが整う	

おすすめの運動は?

・どのような運動でもよいですが、軽い運動からはじめてみるとよいでしょう。

・翌日に疲れが残る運動や運動のやりすぎには気をつけましょう。

・躁病エピソードの時は、気分が高揚しすぎないよう注意が必要です。

・運動が心身の健康によいのは言うまでもないことですが、場合によっては運動が向かないこともあるので、専門家に相談しましょう。

復職や社会復帰に向けリハビリをしていく場合には…

簡単な作業を取り入れたり、通勤などに向け、
体調に合わせて少しずつ負荷を上げていくと
よいでしょう。

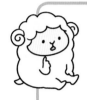

ストレスとの付き合い方

ストレスは誰にでもあります。

精神的なことでは…

人間関係、日常生活での失敗、緊張する場面　など

こんな状態が続くとネガティブなことが頭を離れなくなってしまう事も…

ストレスがかかると身体にも反応がでます。

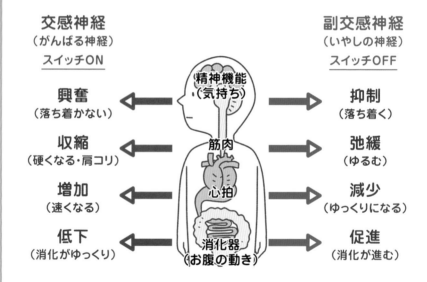

交感神経 （がんばる神経） スイッチON		副交感神経 （いやしの神経） スイッチOFF
興奮 （落ち着かない）	精神機能 （気持ち）	抑制 （落ち着く）
収縮 （硬くなる・肩コリ）	筋肉	弛緩 （ゆるむ）
増加 （速くなる）	心拍	減少 （ゆっくりになる）
低下 （消化がゆっくり）	消化器 （お腹の動き）	促進 （消化が進む）

ストレスがかかると交感神経が働き、脳が興奮し落ち着かなくなったり、身体的ストレス反応として、不眠、めまいがおきたり、首や肩が凝ったりします。ストレスを放っておくと体調を崩してしまうため、モニタリング（自分の調子をチェック）が大切！

こころも身体も休めていない状態（スイッチON）を放っておくと…
不具合（不眠など）がおきてしまいます。

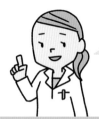

心身を休ませる（スイッチOFF）のに
有効な方法が…
リラクゼーションです。

リラクゼーションを効果的に行うポイント

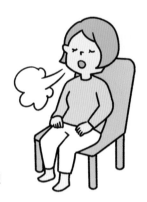

1. **呼吸は止めない**
   ため息をつくように吐くことを意識

2. **目をつぶる**
   よけいな刺激をシャットダウン

3. **がんばりすぎない**
   がんばりすぎると交感神経がONに！

ポイント

「気持ちいいなぁ」「心地いいなぁ」と感じることが大切です！
呼吸は止めずに、楽な呼吸で。

リラックスするための運動

首周りのリラックス

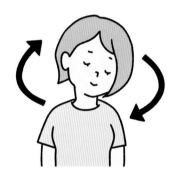

1. 力を抜いて楽な姿勢で軽く目を閉じる

2. 自分の好きな方向から、20秒程度かけゆっくりと首を一周回す。反対方向も同じように。

＊ゆったりと楽に5回繰り返す

肩周りのリラックス

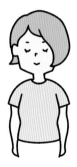 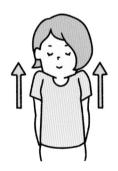 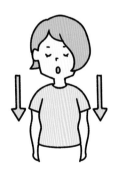

1. 力を抜いて楽な姿勢で軽く目を閉じる

2. 鼻から息を吸いながら、両肩を耳へ近づけるようすぼめる

3. 口から息を吐きながら、脱力し肩をストンとおろす

呼吸法

1. 力を抜いて楽な姿勢で軽く目を閉じる

2. 肺に溜まった空気をゆっくり口から吐き出す

3. 3秒程度かけ、ゆっくりと鼻から息を吸う

4. ろうそくの火を消すように5秒程度かけゆっくりと口から息を吐く

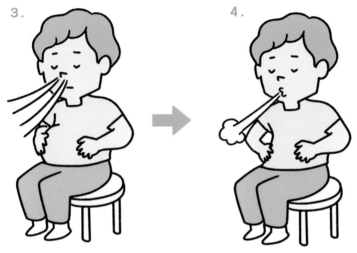

3.

4.

＊鼻から吸いながら
　軽くお腹をふくらませる

＊口からゆっくり息を吐きながら
　お腹をへこます

第 2 章

身体とこころの
SOSサインを
キャッチしよう

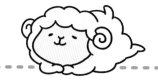

書き込み式のため、書き込む前にコピーしてお使いください

（モニタリングシートをA4にコピーしたい時は115％で拡大してご利用ください）

セルフモニタリングの すすめ

自分自身を守るために

人生は、長い道程を１台の愛車（自分）でロングドライブしていくようなものです。

途中には急な坂道やカーブ、悪天候が待ち受けています。

双極性障害の場合、スポーツカーのようにとても早く走れる高出力だけど、エンジンの回転の調整が難しい車を運転しているようなもの、そうイメージするとわかりやすいかもしれません。

双極性障害を持ちながら生きる…

難しい運転に大切なものがメーターです。

自分自身で今の速度をしっかり把握し、速度を自分で調整することが、トラブルや事故を防ぎます。

重要なことはその車のハンドルを握り、
アクセル（加速）、ブレーキ（減速）を決めるのは
あなた自身だということです。

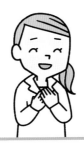

あなただけの
オンリーワンのメーターを

人それぞれメーターは違います。
メーターは自分自身に合わせたものを作って、自分の調子を把握
できるようにすることが大切です。

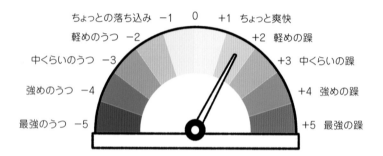

ちょっとの落ち込み −1　0　+1 ちょっと爽快
軽めのうつ −2　　　　　　　　　+2 軽めの躁
中くらいのうつ −3　　　　　　　　　+3 中くらいの躁
強めのうつ −4　　　　　　　　　+4 強めの躁
最強のうつ −5　　　　　　　　　+5 最強の躁

- 双極性障害の調子を見ていく際には「気分」と「行動」が
  指標になります。
  行動はその時の自分の生活がどうなっていたか振り返って
  みましょう。

注意してほしいこと

- 車がスピードに乗っている時は疾走感や開放感が感じられ
  るように、躁病エピソードに陥ると、思考が早くなり行動
  力が高まります。

- そのような状態は魅惑的であり、躁病エピソードを自覚し
  づらく、ベースライン（ノーマルな自分）が高いほうにず
  れやすくなります。

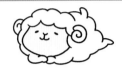

シートに記入しましょう

● あなたの今日の調子は? 記入例

気分(感情)と行動のメーターを自分で作ってみましょう
自分で作成した −5〜+5でグラフに毎日記録します
P9の躁病エピソードやP10の抑うつエピソードで〇を付けた項目も参考にしましょう。

● 気分メーター

−5	自分なんか いないほうがいい	+5	すごいスピード感 止められない
−4	苦しい 申し訳ない感じ	+4	アイデアがどんどん わいてくる
−3	暗くなる さみしい	+3	気分がいい 話しかけたい
−2	体が重くて 気が進まない	+2	頭の回転が 早くなった感じ
−1	なんとなく 元気がでない	+1	楽しい

▲ 行動メーター

−5	トイレ以外 何もできない	+5	徹夜で何かを し続ける
−4	一日中寝てる	+4	一日のほとんどを 外出してる
−3	遅刻したり 朝おきられない	+3	友達への電話や メールが多い
−2	朝おきづらい	+2	家の片づけを し始める(模様替え)
−1	やらなきゃいけない のに進まない	+1	やるべきことが すぐできる

	−5-4-3-2-1 0 +1+2+3+4+5	睡眠/食事▽/薬⬭	日記
5 月17日		悪・ふつう・良・朝✓⬭・昼⬭⬭・夕▽⬭・寝る前⬭	
月18日		悪・ふつう・良・朝✓⬭・昼⬭⬭・夕▽⬭・寝る前⬭	
月19日		悪・ふつう・良・朝✓⬭・昼▽⬭・夕▽⬭・寝る前⬭	
月20日		悪・ふつう・良・朝✓⬭・昼▽⬭・夕▽⬭・寝る前⬭	買い物に誘われる
月21日		悪・ふつう・良・朝✓⬭・昼▽⬭・夕▽⬭・寝る前⬭	
月22日		悪・ふつう・良・朝✓⬭・昼▽⬭・夕▽⬭・寝る前⬭	友人とショッピング
月23日		悪・ふつう・良・朝▽・昼▽⬭・夕▽⬭・寝る前⬭	昨日の疲れがでた

フリー記載欄(診察で伝えたいこと・確認することなど)

寝付きが悪い
途中で何度も目が覚める

自由に使ってください
(1週間の振り返り・
主治医に伝えることなど)

必要な時は睡眠・食事・内服の
記録に使ってください
日記にはその日にあったイベントなどを書いておくと気分や行動が思い出しやすくなります

---

*毎日メーターを見ながらつけたい場合➡セルフモニタリングシート①へ
*日記欄など記入を充実させたい場合 ➡セルフモニタリングシート②へ

毎日メーターを見ながらつけたい場合
セルフモニタリングシート① ●あなたの今日の調子は?

それぞれのメーターを書き込んだらコピーして使いましょう。
1週間でシート1枚です。毎日記入しましょう。

●気分メーター

−5		+5	
−4		+4	
−3		+3	
−2		+2	
−1		+1	

▲行動メーター

−5		+5	
−4		+4	
−3		+3	
−2		+2	
−1		+1	

		−5−4−3−2−1 0 +1+2+3+4+5	睡眠／食事 ▽／薬 ⬭	日記
月	日		悪・ふつう・良／朝 ▽⬭・昼 ▽⬭・夕 ▽⬭・寝る前 ⬭	
月	日		悪・ふつう・良／朝 ▽⬭・昼 ▽⬭・夕 ▽⬭・寝る前 ⬭	
月	日		悪・ふつう・良／朝 ▽⬭・昼 ▽⬭・夕 ▽⬭・寝る前 ⬭	
月	日		悪・ふつう・良／朝 ▽⬭・昼 ▽⬭・夕 ▽⬭・寝る前 ⬭	
月	日		悪・ふつう・良／朝 ▽⬭・昼 ▽⬭・夕 ▽⬭・寝る前 ⬭	
月	日		悪・ふつう・良／朝 ▽⬭・昼 ▽⬭・夕 ▽⬭・寝る前 ⬭	
月	日		悪・ふつう・良／朝 ▽⬭・昼 ▽⬭・夕 ▽⬭・寝る前 ⬭	

フリー記載欄（診察で伝えたいこと・確認することなど）

日記欄など記入を充実させたい場合
セルフモニタリングシート② ●あなたの今日の調子は?

それぞれのメーターを記入したらコピーして見やすい場所に
貼ったりメモをして、いつでも見られるようにしましょう。

●気分メーター

−5		+5	
−4		+4	
−3		+3	
−2		+2	
−1		+1	

▲行動メーター

−5		+5	
−4		+4	
−3		+3	
−2		+2	
−1		+1	

記入する前にこのページをコピーしてください。
1週間でシート1枚です。毎日記入しましょう。

		-5 -4 -3 -2 -1 0 +1+2+3+4+5	睡眠／食事 ▽／薬 ⬭
月 日			悪・ふつう・良／朝▽⬭・昼▽⬭・夕▽⬭・寝る前⬭
日記			
月 日			悪・ふつう・良／朝▽⬭・昼▽⬭・夕▽⬭・寝る前⬭
日記			
月 日			悪・ふつう・良／朝▽⬭・昼▽⬭・夕▽⬭・寝る前⬭
日記			
月 日			悪・ふつう・良／朝▽⬭・昼▽⬭・夕▽⬭・寝る前⬭
日記			
月 日			悪・ふつう・良／朝▽⬭・昼▽⬭・夕▽⬭・寝る前⬭
日記			
月 日			悪・ふつう・良／朝▽⬭・昼▽⬭・夕▽⬭・寝る前⬭
日記			
月 日			悪・ふつう・良／朝▽⬭・昼▽⬭・夕▽⬭・寝る前⬭
日記			

フリー記載欄（診察で伝えたいこと・確認することなど）

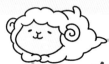

自分のお守りプランを
作ろう

1. 対処法（自分ができること）を見つけよう

気分が変動した時に自分の気持ちを調整できるかもしれない方法（アクセルやブレーキの役目をすること）をあらかじめ知っておくと、すぐにそれを活用することができます。

手順

1）アクセルとブレーキそれぞれについて、リストにあるヒントも参考にして、とにかく思いつくかぎりリストに書きだしてみてください（ブレインストーミング）。
   なかなか思いつかない時は、家族や友人、信頼できる人に相談してみましょう。

2）リストに書き出した対策を見比べてみて、「すごく役立ちそう◎」「役立ちそう〇」「使ってみないとわからなさそう△」を左の欄に書きこみます。

減速してしまった時にアクセルとして作用してくれそうなことリスト

自分ができること（ヒント） （　　）に自分の好きなものを書く
とりあえず布団から出る
朝（　　　　　）を飲むor食べる ※食欲がない時でも食べやすいもの・好物
軽い運動（　　　　　　）をする
（　　　　　　）で日光を浴びる ※いごこちがよい場所
（　　　　　　）と一緒に過ごす ※安心できる人やペット
（　　　　　　）を聴く ※こころの支えになる My favorite song

スピードオーバーの時にブレーキとして作用してくれそうなことリスト

自分ができること（ヒント） （　　）に自分の好きなものを書く
（　　　　　　）で一日をすごす ※いごこちがよい場所
（　　　　　　）と一緒に過ごす ※安心できる人やペット
（　　　　　　）を聴く ※こころを落ち着かせてくれる My favorite song
（　　　　　　）を内服する ※先生と決めたとんぷく薬
買物はいったん保留して （　　　　　　）に相談する ※絶対信頼している人

◎や○のつくものはありましたか？　普段なにげなく（意識せずに）やっていることが、実は効果的な対処法であることが多いです。
リストに△が付いた項目は、何度か試してみることをおすすめします。
体験してみることで、自分に合うかどうかがわかります。

2．実際にお守りプランを作ろう

あなたが信頼できる人はどなたですか？
信頼できる人と一緒にお守りプランを作ることをおすすめします。

ポイント1　赤信号から

黄色信号（ピンチ）、赤信号（大ピンチ）の2段階に分けて作ります。
赤信号から最初に考えると作りやすいです。
赤信号は、今までで最悪の状態をイメージして作ってみてください。

ポイント2　周りの人がわかるサイン

不調や再発は、自分では気づきにくい場合もあります。
ご家族やあなたの信頼できる人に「周りの人がわかるサイン」を確認して、記載してみましょう。

ポイント3　活用方法

自分の調子は2段階のうちどこなのか確認してプランに沿った対処をしていきます。お守りプランはご家族や支援者，主治医などにコピーを渡して十分みんなで共有しておきましょう。

＊P50・51の関連図やP52・54の記入例を参考にしながらお守りプランを作ってみましょう！

入院について

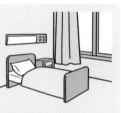

入院は誰しもできれば避けたいもの…
「保護室に入れられた」「薬をたくさん飲まされて寝かされた」など入院でいやな体験をしたと言う人もいると思います。
しかし、重症化した躁病エピソードは簡単には収まらず、行動（外出や連絡）の制限が必要になるなど、治療も大がかりなものになってしまいます。
重症化しないように、早めに入院することも検討してみてください。

「モニタリングシート」を「お守りプラン」に活用しよう

SOSサインや自分ができることをこの関連図を参考に書いてみよう

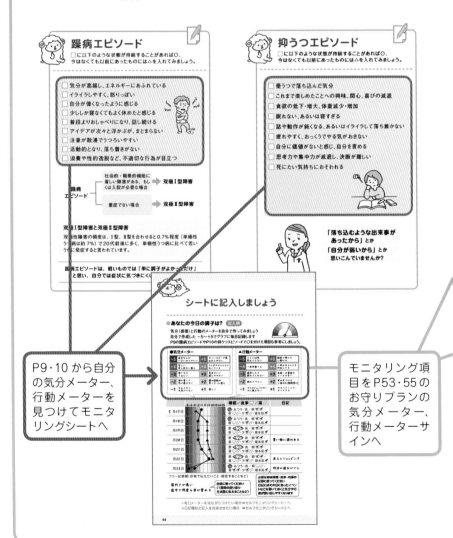

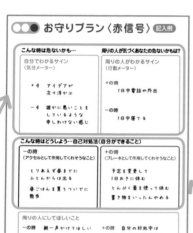

●●● お守りプラン〈赤信号〉 記入例

こんな時は危ないかも…

自分でわかるサイン (気分メーター)	周りの人が気づくあなたの危ないかも? 周りの人がわかるサイン (行動メーター)
＋4 アイデアが 次々浮かぶ	＋の時 1日中電話や外出
－4 誰かに悪いことを しているような 申しわけない感じ	－の時 1日中寝てる

こんな時はどうしよう…自己対処法(自分ができること)

－の時 (アクセルとして作用してくれそうなこと)	＋の時 (ブレーキとして作用してくれそうなこと)
とりあえず暴きまでに ふとんからは出る 昼ごはんを買うついでに 散歩	予定を変更して 1日おきに休む とんぷく薬を使って休む 書き物をいったんやめる

周りの人にしてほしいこと

－の時　朝一声かけてほしい	＋の時　自分の対処中は そっとしておいて

できればしてほしくないこと

－の時　批判しないでほしい	＋の時　部屋に勝手に入って きて話しかけないで

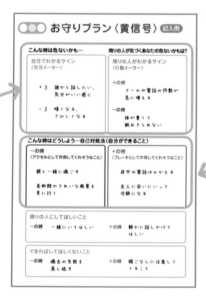

●●● お守りプラン〈黄信号〉 記入例

こんな時は危ないかも…

自分でわかるサイン (気分メーター)	周りの人が気づくあなたの危ないかも? 周りの人がわかるサイン (行動メーター)
＋3 誰かと話したい、 気分がいい感じ	＋の時 メールや電話の件数が 急に増える
－3 暗くなる、 さびしくなる	－の時 体が重くて 朝おきられない

こんな時はどうしよう…自己対処法(自分ができること)

－の時 (アクセルとして作用してくれそうなこと)	＋の時 (ブレーキとして作用してくれそうなこと)
親と一緒に過ごす 美術館やきれいな風景を 見に行く	夜中の電話はひかえる 友人に会いにいって 冷静になる

周りの人にしてほしいこと

－の時　一緒にいてほしい	＋の時　静かに話しかけて ほしい

できればしてほしくないこと

－の時　過去の失敗を 蒸し返す	＋の時　頭ごなしに注意して くること

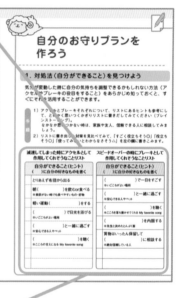

自分のお守りプランを作ろう

1. 対処法(自分ができること)を見つけよう

気分が変動した時に自分の気持ちを調整できるかもしれない方法(アクセルやブレーキの役目をすること)をあらかじめ知っておくと、すぐにそれを活用することができます。

> 準備
> 1) アクセルとブレーキをそれぞれについて、リストにあるヒントも参考にして、とにかく思いつくかぎりリストに書きだしてみてください(ブレインストーミング)。
> なかなか思いつかない時は、家族や友人、信頼できる人に相談してみましょう。
> 2) リストに書き出した対策を見比べてみて、「すごく役立ちそう○」「役立ちそう○」「使ってみたいけどわからなさそう△」を左の欄に書きこみます。

減速してしまった時にアクセルとして 作用してくれそうなことリスト		スピードオーバーの時にブレーキとして 作用してくれそうなことリスト	
自分ができること(ヒント) ( )に自分の好きなものを書く		自分ができること(ヒント) ( )に自分の好きなものを書く	
とりあえず布団から出る		( )で一日をすごす ※いごこちがよい場所	
朝( )を飲む or 食べる ※元気がない時で食べやすいものや飲物		( )と一緒に過ごす ※安心できる人やペット	
軽い運動( )をする ※いごこちがよい環境		( )を聴く ※こころを癒や落ち着かせてくれる My favorite song	
( )で日光を浴びる ※心地よい環境		( )を内観する ※先生と決めたとんぷく薬	
( )と一緒に過ごす ※安心できる人やペット		買物はいったん保留して ( )に相談する	
( )を聴く ※こころの支えになる My favorite song		( ) ※相談役頼れいている人	

P48から自分ができることを見つけてお守りプランの、こんな時はどうしようへ

お守りプラン〈黄信号〉

こんな時は危ないかも…　　　　**周りの人が気づくあなたの危ないかもは?**

自分でわかるサイン
（気分メーター）

＋3　誰かと話したい、
　　　気分がいい感じ

－3　暗くなる、
　　　さびしくなる

周りの人がわかるサイン
（行動メーター）

＋の時
　　メールや電話の件数が
　　急に増える

－の時
　　体が重くて
　　朝おきられない

こんな時はどうしよう…自己対処法（自分ができること）

－の時
（アクセルとして作用してくれそうなこと）

親と一緒に過ごす

美術館やきれいな風景を
見に行く

＋の時
（ブレーキとして作用してくれそうなこと）

夜中の電話はひかえる

友人に会いにいって
冷静になる

周りの人にしてほしいこと

－の時　　一緒にいてほしい　　　　＋の時　　静かに話しかけて
　　　　　　　　　　　　　　　　　　　　　　　　ほしい

できればしてほしくないこと

－の時　　過去の失敗を　　　　　　＋の時　　頭ごなしに注意して
　　　　　蒸し返す　　　　　　　　　　　　　くること

⬤⬤⬤ お守りプラン〈黄信号〉

こんな時は危ないかも…

自分でわかるサイン
（気分メーター）

周りの人が気づくあなたの危ないかもは?

周りの人がわかるサイン
（行動メーター）

＋の時

－の時

こんな時はどうしよう…自己対処法（自分ができること）

－の時
（アクセルとして作用してくれそうなこと）

＋の時
（ブレーキとして作用してくれそうなこと）

周りの人にしてほしいこと

－の時　　　　　　　　　　　　＋の時

できればしてほしくないこと

－の時　　　　　　　　　　　　＋の時

お守りプラン〈赤信号〉

記入例

こんな時は危ないかも…

自分でわかるサイン
（気分メーター）

+4　アイデアが
　　次々浮かぶ

−4　誰かに悪いことを
　　しているような
　　申しわけない感じ

周りの人が気づくあなたの危ないかもは?

周りの人がわかるサイン
（行動メーター）

+の時
　　1日中電話や外出

−の時
　　1日中寝てる

こんな時はどうしよう…自己対処法（自分ができること）

−の時
（アクセルとして作用してくれそうなこと）

とりあえず昼までに
ふとんからは出る

昼ごはんを買うついでに
散歩

+の時
（ブレーキとして作用してくれそうなこと）

予定を変更して
1日おきに休む

とんぷく薬を使って休む

書き物をいったんやめる

周りの人にしてほしいこと

−の時　　朝一声かけてほしい　　　　+の時　　自分の対処中は
　　　　　　　　　　　　　　　　　　　　　　　そっとしておいて

できればしてほしくないこと

−の時　　批判しないでほしい　　　　+の時　　部屋に勝手に入って
　　　　　　　　　　　　　　　　　　　　　　　きて話しかけないで

お守りプラン〈赤信号〉

こんな時は危ないかも…

自分でわかるサイン
（気分メーター）

周りの人が気づくあなたの危ないかもは?

周りの人がわかるサイン
（行動メーター）

＋の時

－の時

こんな時はどうしよう…自己対処法（自分ができること）

－の時
（アクセルとして作用してくれそうなこと）

＋の時
（ブレーキとして作用してくれそうなこと）

周りの人にしてほしいこと

－の時　　　　　　　　　　　　　＋の時

できればしてほしくないこと

－の時　　　　　　　　　　　　　＋の時

第 **3** 章

リカバリー（回復）の
サポートと自立への
アプローチ

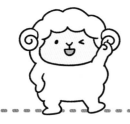

自分らしく
生活するために

やりたいことや大切にしたいことが
人それぞれ違うのは
当然のことです。

＊

皆さんが希望する生き方を応援するために
たくさんのサービスや制度があります。

＊

うまく活用して、夢や希望を実現しましょう。

どのサービスを使えばいいの？
手続きは？ 費用は？

疑問に思った時は
一人で悩まず、主治医や周りの人に
まず相談しましょう。

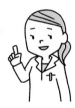

近年の動向

2016年4月から、障害者に対する差別禁止・合理的配慮の提供
義務が制度化され、2018年4月から、法定雇用率の算定基礎の
見直しによって、精神障害者保健福祉手帳を持っている方が法定
雇用率の算定基礎に加わるなど、病気とうまく付き合いながら働
ける環境が整ってきています。

また、最近では民間企業による就労支援サービスも増えてきてい
ます。自分の病状やライフスタイルに合った働き方を考えておく
ことが、就労への近道になります。

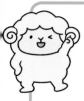

経済的支援

自立支援医療（精神通院医療）

精神科受診にかかる費用が原則1割負担になります。
収入に応じて毎月の限度額が設定されます。
薬局、訪問看護、デイケアも対象です。

障害年金

病気やけがによって日常生活や仕事をすることが困難になるなど、
一定の障害が認められた場合に支給されます。
申請は初診日から1年6カ月を経過した日（初診日が未成年の
場合は20歳の誕生日）以降です。

精神障害者保健福祉手帳

自立と社会参加が進んでいくことを目的に交付されます。
手帳を持つことで税金面の優遇、公共交通機関や携帯電話料金の
割引など様々なサービスが受けられる。
また、障害者雇用の対象になります。
申請は初診日から6カ月を経過している必要があります。

生活保護

病気やけがなどで働くことができない、働いていても収入が不十
分など、生活に困った時、最低限度の暮らしを保障する制度で
す。

傷病手当金

病気やけがなどで仕事を長期に休まなければならない時、給料の
一部を保障してくれる制度です。健康保険に加入している人が対
象です。

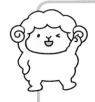

地域で生活するための支援

住まい

🏠 グループホーム（共同生活援助）

一人で生活していくことが難しい人が、世話人の支援を受けながら仲間とともに生活します。
自立したその人らしい生活を目指して、練習や準備ができます。

🏠 宿泊型自立訓練

障害のために日常生活が一人でできない人や住まいのない人が、生活支援を受けながら自立した暮らしができるように訓練を行います。

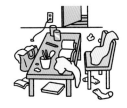

日常生活をサポート

🌱 訪問看護

看護師などの専門職が定期的に自宅に訪問し、健康や生活に関する相談、アドバイスが受けられます。

🌱 居宅介護（ホームヘルプ）

ヘルパーが定期的に自宅に訪問し、調理、掃除、洗濯などの家事をサポートします。必要に応じて入浴や排せつなどのサポートも受けられます。

🌱 短期入所（ショートステイ）

一人で過ごすことが不安な時や環境を変えて休養をとりたい時などに、専用居室に宿泊して、在宅生活が継続できるように支援が受けられます。

権利を守る制度

♥ 地域福祉権利擁護事業

福祉サービスの利用や日常的な金銭・書類の管理について、一人では不安がある場合に支援が受けられます。

♥ 成年後見制度

障害により判断能力が不十分な場合、財産の管理や様々な契約について不利益のないよう支援が受けられます。
家庭裁判所がサポートしてくれる人を選任します。

日中活動の場

🌸 デイケア

生活のリズムを作り、対人関係を改善したり病気の再発を防いだりするためのリハビリテーションを行います。
就職や復職のための支援などが受けられる機関もあります。

🌸 地域活動支援センター

創作活動、生産活動、地域交流などの機会を提供しています。
日常生活での困りごとを相談することもできます。

🌸 自立訓練（生活訓練）

自立した社会生活をめざし、生活能力向上のために必要な訓練を行います。

就労支援

就労継続支援（A型・B型）

体力や自信を取り戻し、生活リズムを整え、人づきあいのコツをつかむ、など働くための準備を行います。A型は雇用型、B型は非雇用型です。

就労移行支援

一般企業等への就労を希望する人に対して、就労に必要な知識や能力向上のための訓練を行います。

就労定着支援

就労にともなって生じる様々な課題解決をサポートして、長く働き続けられるための支援が受けられます。自立訓練、就労継続支援、就労移行支援を経て一般企業等への就労に移行した人が対象です。

障害者就業・生活支援センター（都道府県単位）
障害者就労支援センター（市区町村単位）

職業の安定と自立を図るため、就労支援と生活支援を一体的に行い、地域で働くための支援が受けられます。

障害者職業センター

ハローワークと連携して就職前から就職後まで継続的なサポートが受けられます。
職業指導、職業評価、職業準備支援、職場復帰支援、ジョブコーチによる支援があります。

ハローワーク

職業相談、職業紹介が受けられます。
障害者の相談窓口があり、精神障害者を専門に担当する職業相談員も配置されています。

サポートや相談窓口の情報

ご紹介したサービスや制度の他にも、サポートや相談窓口がありますので参考にしてください。

【厚生労働省　みんなのメンタルヘルス】
メンタルヘルスのこと、こころの病気についての情報、こころの病気になった時の治療や生活へのサポート、国の施策や専門的な情報の総合サイトです。

■治療や生活へのサポート
「地域にある相談先」「医療や医療機関」「こころの病気への支援や助成」「相談する・支えあう」など、相談先のある医療機関への連絡の仕方、医療機関一覧などが載っています。
https://www.mhlw.go.jp/kokoro/support/index.html

■双極性障害 (躁うつ病)
病名・症状から病気のことがわかります。

・病名から知る▼
　https://www.mhlw.go.jp/kokoro/know/disease_bipolar.html
・症状から知る▼
　https://www.mhlw.go.jp/kokoro/know/symptom.html

【NPO 法人 ぜんせいれん (全国精神障害者団体連合会)】
電話によるピアカウンセリングを実施しています。
通話料相談者負担　　電話番号 042 - 426 - 9791 (平日13時〜15時)
https://blog.canpan.info/zenseiren1801/

【公益社団法人　全国精神保健福祉会連合会　みんなねっと相談室】
電話による相談　03 - 6907 - 9212 (水曜日10時〜15時)

【厚生労働省　こころの耳】
こころの不調や不安に悩む働く人のメンタルヘルス・ポータルサイトです。
https://kokoro.mhlw.go.jp/worker/

■働く人の「こころの耳電話相談」
　0120 - 565 - 455
　月曜日・火曜日　17時〜22時
　土曜日・日曜日　10時〜16時
■働く人の「こころの耳メール相談」
　https://kokoro.mhlw.go.jp/mail-soudan/

創造出版の本

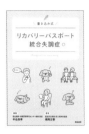

書き込み式　リカバリーパスポート―統合失調症編―

中込和幸（国立精神・神経医療研究センター病院　院長）　監修
柴岡三智（東京労災病院　第二精神科部長）　著

A5判 64頁 1,000円（本体価格）2019年発行

「リカバリーパスポートシリーズ」第1弾「統合失調症編」。早期発見、早期治療により症状の悪化を予防し、社会生活の継続や社会復帰を実現するための情報が満載です。

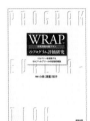

WRAP® （元気回復行動プラン）のプログラム評価
―リカバリーを促進するセルフヘルプツールの包括的検証―

小林（清重）知子 著

A5判 288頁 2,700円（本体価格）2018年発行

「WRAP（ラップ）」は、Wellness（元気）、Recovery（回復）、Action（行動）、Plan（プラン）の頭文字を取ったアメリカ生まれのセルフヘルプツール。日本の当事者にどのように活用できるかを丁寧に解説しています。

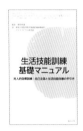

生活技能訓練基礎マニュアル（ハンディ版）オンデマンド版

R. P. リバーマン 編　　安西信雄 監訳

A5判変形 145頁 2,900円（本体価格）2005年（OD版2020年）発行

生活技能訓練を体系的に学ぶ人のための書。SSTの始め方、練習場面の構成、課題の設定、フィードバックの方法やロールプレイ課題なども掲載されています。

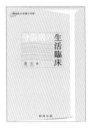

分裂病の生活臨床 オンデマンド版

臺　弘 編

B5判 407頁 4,800円（本体価格）2004年（OD版2020年）発行

「生活臨床」の理念は分裂病者（統合失調症患者）を「生活者」とみる観点に立つもの。当事者が自らの生活のパターンを認識し、生活のよりどころをみつけていく過程を紹介します。

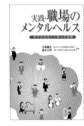

実践・職場のメンタヘルス
―地方自治体と大学との協働―

大森晶夫／垂水公男 編

A5判 175頁 2,800円（本体価格）2013年発行

不調に陥りやすい性格特性や、職場の雰囲気づくり、不調者の早期発見、傾聴の演習など、あらゆる職場で取り入れることのできるメンタルヘルステキストです。